MÉMOIRE

SUR UN

SPARADRAPIER

A L'USAGE

DES PHARMACIES ET DES HOPITAUX

POUVANT PAR.QUELQUES MODIFICATIONS

RECEVOIR D'UTILES APPLICATIONS DANS LES ARTS,

Par V. P. GOURDON,

DOCTEUR MÉDECIN DE LA FACULTÉ DE MONTPELLIER,
PHARMACIEN DE L'ÉCOLE SPÉCIALE DE STRASBOURG,
PHARMACIEN MAJOR DES ARMÉES, ETC. ETC.

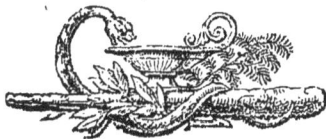

TOULON.

IMPRIMERIE DE DUPLESSIS OLLIVAULT.

1830.

6'6

MÉMOIRE

SUR UN

SPARADRAPIER

A L'USAGE

DES PHARMACIES ET DES HOPITAUX

MÉMOIRE

SUR UN

SPARADRAPIER

A L'USAGE

DES PHARMACIES ET DES HOPITAUX

POUVANT PAR QUELQUES MODIFICATIONS
RECEVOIR D'UTILES APPLICATIONS DANS LES ARTS,

Par V. P. GOURDON,

DOCTEUR MÉDECIN DE LA FACULTÉ DE MONTPELLIER,
PHARMACIEN DE L'ÉCOLE SPÉCIALE DE STRASBOURG,
PHARMACIEN MAJOR DES ARMÉES, ETC. ETC.

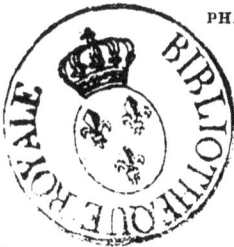

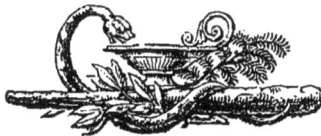

TOULON.
IMPRIMERIE DE DUPLESSIS OLLIVAULT.

1830.

MÉMOIRE

SUR UN

SPARADRAPIER

A L'USAGE

DES PHARMACIES ET DES HOPITAUX

POUVANT PAR QUELQUES MODIFICATIONS
RECEVOIR D'UTILES APPLICATIONS DANS LES ARTS.

L'OPÉRATION qui consiste à étendre un emplâtre quelconque sur un tissu de lin, de coton, de soie, sur du papier etc., est une chose si connue et en apparence si simple, qu'on trouvera peut-être superflu que nous prétendions ramener encore l'attention sur cette matière. Cependant si l'on considère la multiplicité des moyens qui, depuis

Gautier, ont été successivement proposés et mis en pratique, dans l'espoir presque toujours trompé d'obtenir un véritable perfectionnement, on aura la conviction que le sujet est loin d'avoir été épuisé, et que pour conduire à un résultat qui ne laisse plus rien à désirer, l'opération qui nous occupe offre au contraire quelques difficultés.

Gautier l'exécutait en liquéfiant par la chaleur, l'emplâtre dont on trouve encore la formule dans beaucoup d'ouvrages de pharmacie, y plongeant des bandes de toile, les agitant dans l'air jusqu'à parfait refroidissement, et les lissant ensuite des deux côtés, en les étendant sur des tables de marbre et y passant un rouleau de bois : c'est ce que l'on appelait *toile Gautier*, ou autrement sparadrap.

Baumé modifia ce procédé en faisant passer les bandes entre deux règles, pour enlever l'excédant de l'emplâtre et obtenir ainsi un sparadrap plus uni.

Cette préparation n'était alors employée que pour panser les cautères; on la faisait servir alternativement des deux côtés, et comme il y avait en cela plus d'économie que de propreté, quelques pharmaciens préparèrent du sparadrap à une seule face; à cet effet ils plaçaient les bandes de toile sur une table, les assujettissaient aux deux extrémités, et ils y étendaient l'emplâtre légèrement fondu, au moyen d'un couteau non tranchant et à lame flexible.

Par ce procédé on n'obtenait pas toujours un produit exempt de défauts : la face libre de la toile était souvent tâchée ou traversée. Pour obvier à ces inconvéniens, d'autres imaginèrent de faire tenir les deux extrémités de la toile par des aîdes qui la tiraient en sens opposés, de verser l'emplâtre fondu sur l'un des bouts, ensuite de le pousser avec le couteau dans le sens de la longueur de la bande, en suivant en dessous avec le poëlon, pour recevoir l'excédant de l'emplâtre à mesure qu'il s'écoulait. Ils repassaient ainsi autant de couches qu'ils le jugeaient nécessaire, pour obtenir l'épaisseur voulue : cet usage est encore suivi de nos jours dans beaucoup d'établissemens. Quoiqu'il en soit le sparadrap préparé par ce procédé est toujours très-imparfait, car la toile ne pouvant être tendue que d'une manière fort inégale, il arrive que le couteau enlève souvent tout l'emplâtre en un point, tandis qu'à côté il en reste plusieurs lignes d'épaisseur ; de plus les bords du sparadrap offrent l'aspect dégoutant de pelotons d'emplâtre, qu'on ne peut faire disparaître qu'en les coupant avec des ciseaux, et pour cela on perd du temps et de la matière.

Mais à part tous ces inconvéniens, il est peut-être plus important qu'on ne le pense, d'avoir

un sparadrap parfaitement uni, d'égale épaisseur
dans tous ses points et convenablement chargé.
C'est surtout pour le sparadrap agglutinatif que
toutes ces conditions doivent être rigoureusement
remplies ; en effet, aujourd'hui que la chirurgie
française tire un si grand parti, dans les plaies
par instrumens tranchants, de la réunion par
première intention, si on fait usage d'un sparadrap trop chargé, les bandelettes adhèreront
bien à la peau, les lèvres de la plaie seront réu-
nies, et le pansement fait méthodiquement, le
chirurgien, comptant sur le succès de son opération, attendra avec confiance que la nature vien-
ne le seconder ; mais quelle sera son affliction,
lorsque levant le premier appareil, il reconnaî-
tra que l'emplâtre ayant fondu par la chaleur
de la peau, les bandelettes auront cédé, et
que les lèvres de la plaie s'étant écartées, l'opération sera manquée pent-être sans remède. Si
au contraire le sparadrap n'était pas assez chargé,
les bandelettes adhèreraient un instant, mais elles
ne tarderaient pas à se détacher en totalité.

Nous ne saurions donc trop insister sur ce
principe, qu'un sparadrap agglutinatif *parfait*,
dans toute l'acception du mot, est un agent puis-
sant que la chirurgie doit être jalouse de possé-
der ; nous pensons même, que si l'on parvenait à
former une composition adhésive sur les effets

constans de laquelle on pût compter hardiment,
aidé d'ailleurs de l'instrument que nous nous plai-
sons à rendre public, et dont on trouvera plus
loin la description ; nous pensons, dis-je, que
dans la *réunion immédiate*, mise en pratique avec
tant de succès aujourd'hui par le savant profes-
seur Delpech, il serait peut-être possible, dans
certains cas, d'éviter aux malades déjà affaiblis par
les souffrances d'une opération laborieuse, les nou-
velles douleurs causées par la suture.

Avant d'aborder l'exposé de notre procédé, dé-
sirant faire sentir le plus vivement possible les
avantages qu'il nous paraît offrir, nous poursui-
vrons, mais seulement d'une manière sommaire,
l'examen de tous ceux qui ont été employés jus-
ques dans ces derniers temps.

Espérant sans doute obtenir un produit plus
parfait, on construisit un sparadrapier formé d'une
tablette fort épaisse en bois ou en fer, sur laquelle,
à 8 à 10 pouces de distance l'un de l'autre, s'élè-
vent deux montans, dans l'épaisseur desquels une
règle en fer est engagée de champ, et qui par le
moyen de vis de pression, peut être élevée ou
abaissée à volonté. Cet instrument que j'ai vu
quelque part exécuté tout en fer poli et avec un
luxe qui à mon avis en faisait tout le mérite, est
trop connu pour qu'il soit nécessaire de dire ici
de quelle manière on doit s'en servir.

M. Grammaire, pharmacien de Paris, fit insé-
rer dans le journal de pharmacie, mois d'avril
1820, la discription d'un sparadrapier, ainsi qu'une
planche qui le représente, ayant sur le précédent
et même sur tous les moyens employés antérieu-
rement, des avantages réels, tant pour l'accélé-
ration du travail, que par la commodité qu'il
offre, de pouvoir opérer seul sans le secours d'aucun aide.

Enfin M. Lesant, pharmacien à Nantes, publia,
il n'y a pas très-long-temps, dans le journal de
chimie médicale, de pharmacie et de toxicologie,
une note sur un sparadrapier qui, par sa construction, a quelque analogie avec celui qui fait le sujet de notre mémoire. Nous n'avons pu nous procurer le journal qui en fait mention, mais sur le
rapport exact qui nous en a été fait, nous avons
facilement reconnu que, quoique supérieur au précédent, cet instrument n'avait pas atteint le degré
de perfection nécessaire pour remplir rigoureusement toutes les conditions. Ce sera aux praticiens
qu'il appartiendra de décider si, comme nous le
pensons, le notre devra mériter la préférence.

Il y a environ 18 ans que, servant à Alexandrie,
sous les ordres de M. Astier, actuellement pharmacien principal retraité, je lui vis faire usage,
pour son sparadrap, d'un instrument extrêmement
simple, et avec lequel, aidé de deux hommes de

peine, il couvrait d'emplâtre, en peu d'instans et avec beaucoup de perfection, une grande quantité de bandes de toile. M. Astier m'assura qu'il se servait de ce sparadrapier depuis plusieurs années; je n'affirmerai pas qu'il en fut l'inventeur, je crois même me rappeler qu'il me dit alors le tenir d'un pharmacien de Gênes ou de Mantoue; quoi qu'il en soit, je trouvai le procédé si commode et si avantageux sous tant de rapports, que sans songer qu'il fut susceptible d'amélioration, je le mis moi-même en pratique sans y rien changer, tant aux armées que dans les hôpitaux de l'intérieur où je fus successivement appelé à servir.

La figure première *(voyez la planche)*, le représente tout simple et tel que celui dont M. Astier faisait usage (*); il est, ainsi qu'on peut le voir, formé d'une partie *(a)*, à laquelle nous donnerons le nom de *manche*; ce manche est percé de deux trous à travers lesquels passent

---

(*) Qu'il me soit permis de payer en passant un juste tribut de reconnaissance à l'homme! au philantrope! dont le souvenir des conseils éclairés m'ont été si souvent utiles, et sa devise que je me plais à rapporter ici : « *pour faire il* » *faut savoir mais pour savoir il faut faire* », m'a engagé plus d'une fois à persévérer dans des travaux, que par les difficultés qu'ils m'offraient et que je jugeais au-dessus de mes forces, j'étais sur le point d'abandonner.

deux boulons (*b.b.*) qui par le moyen d'écroux
servent à fixer l'instrument sur le bord d'une table ou de tout autre meuble ; la seconde partie
(*c.*) est une espèce d'entonnoir allongé que par
sa forme, nous appellerons l'*auge* du sparadrapier;
cette auge offre dans toute la longueur de sa partie inférieure , une ouverture large de trois à qua-
tre lignes ; c'est par cette ouverture que s'échappe
l'emplâtre fondu pour se rendre sur la toile.

L'instrument étant fixé, deux personnes saisis-
sent une bande par ses extrémités ou chefs , l'une
d'elles applique par-dessous l'auge le côté qu'elle
tient entre les doigts ; tandis que l'autre tire dans
le sens contraire pour bien tendre la bande ; alors
une autre personne munie d'un poëlon contenant
de l'emplâtre fondu, en verse dans l'auge et place
immédiatement après son poëlon par dessous ; les
deux premières impriment à la bande un mouvement de *va* et *vient*, et à chaque course, elle
se couvre d'une couche ; cette couche est d'autant
plus mince que l'emplâtre est plus chaud et qu'on
opère plus vîte , il est même nécessaire de pro-
portionner la vîtesse avec laquelle on fait glisser
la bande, à la température de l'emplâtre , ainsi
pour la première couche, surtout si la toile était
peu serrée et l'emplâtre très-chaud et qu'on mar-
chât lentement , il est positif que le linge serait
traversé ; si au contraire l'emplâtre n'était pas

assez chaud et qu'on fit glisser rapidement la toile, celle-ci ne serait qu'imparfaitement recouverte , et, en continuant de la même manière , on aurait un sparadrap fort mal fait. Ces détails paraîtront peut-être minutieux , mais j'ai cru devoir les donner, afin qu'on n'accusât pas l'instrument, lorsque la faute en serait à ceux qui opèreraient.

On passe et repasse ainsi autant de fois qu'on le juge à propos pour donner au sparadrap l'é-paisseur voulue, alors celui des deux manipula-teurs qui se trouve près de l'auge, tire la bande obliquement pour la dégager , et l'excédant de l'emplâtre vient se rendre dans le poëlon.

Ce sparadrapier m'ayant paru susceptible d'être perfectionné et de pouvoir en même-temps rece-voir quelques applications dans les arts , je m'en suis occupé avec attention , j'ai fait plusieurs essais dont les résultats m'ont paru offrir assez d'intérêt pour être publiés; et voici de quelle manière j'ai été conduit à les obtenir.

Ayant remarqué que par son peu de conducti-bilité du calorique ou mieux peut-être par son trop de capacité pour le fluide, le bois dont est formé l'instrument qui nous occupe, était cause que l'emplâtre se refroidissait trop promptement sur ses parois intérieures, et que par là l'ouver-ture inférieure s'oblitérant , on était quelquefois obligé de suspendre l'opération ; j'imaginai de

construire mon sparadrapier en métal et à bain-
marie; l'emplâtre y demeura parfaitement liquide
dans toutes ses parties, mais je ne tardai pas à
m'apercevoir de plusieurs inconvéniens qui me
firent de suite renoncer à une pareille disposition.
D'abord sa construction était difficile, et le prix
en eût été trop élevé; ensuite l'eau bouillante
dont je remplissais le bain-marie, se refroidissait
trop promptement et il fallait perdre beaucoup
de temps pour la remplacer. Mais ce qui s'oppo-
sait le plus au succès de l'opération, c'était le
métal même qui par sa trop grande conductibilité
du calorique, faisant refondre sur la toile l'emplâtre étendu dans les premières couches,
empêchait qu'on pût donner au sparadrap
une épaisseur convenable. D'après cela je conçus
l'idée de faire l'instrument en bois et en métal,
de manière à ce que chacun de ces corps, oc-
cupât la place la plus favorable. Ainsi le bas qui,
devant raser la toile, doit toujours être moins
chaud que l'emplâtre, sera fait en bois, tandis
que la partie supérieure qui doit remplir une
condition toute opposée, le sera en fer, en cuivre,
en fer-blanc, peu importe. Il sera toutefois pré-
férable d'employer le fer, par la raison que si
l'on voulait faire du sparadrap d'emplâtre mer-
curiel, le cuivre ou le fer-blanc seraient attaqués.

Je vais actuellement décrire l'instrument d'après

celui que j'ai construit en dernier lieu, et donner
en même-temps l'exposé de toutes les pièces que
j'y ai ajoutées, comme appareil de perfectionnement.

Dans la figure 2 qui le représente en entier,
on remarquera que le manche est fait comme
celui de la fignre première, avec cette différence
qu'au lieu d'écroux et de vis destinés à le fixer,
j'emploie un moyen plus expéditif, non moins
solide, et qui ne coûte rien. Ici les ouvertures des-
tinées au passage des vis sont remplacées par des
chevilles très-courtes qui sont reçues dans des
trous pratiqués d'avance à une table; sur le bord de
celle-ci se trouve une anse en corde par laquelle
on engage le manche du sparadrapier et qu'on
rabat ensuite en lui faisant faire la bascule (voy.
la fig. 3), de manière à ce que les chevilles en-
trent dans les trous; alors un poids, un mortier,
ce qu'on voudra, placé sur l'extrémité du manche, achève de fixer l'instrument de la manière
la plus solide. Suivant les localités on pourra
modifier ce procédé, je ne le donne que parce
qu'il est fort simple et qu'il peut être avantageusement employé, partout où dans un laboratoire,
il se trouve une table destinée aux ouvrages
grossiers.

L'auge est faite de la même manière si ce n'est
qu'elle est en fer et en bois. Je donnerai plus loin

le moyen de construire commodément cet instrument avec les proportions à observer, afin que
chacun puisse le faire faire partout sans difficulté.

Sur les côtés et à la partie inférieure de l'auge,
sont placés deux tuteurs (*d* fig. 2) qui forcent
la toile à y demeurer constamment appliquée
d'une manière régulière.

Un *obturateur* en forme de *registre* (*e*), s'en-
gageant entre deux cannelures et qu'on ouvre à
volonté, sert à donner issue à l'emplâtre dans
une étendue proportionnée à la largeur de la toile.

Deux *griffes* dont on verra plus loin la description, servent à saisir commodément les chefs des
bandes. Ces griffes donnent de plus l'avantage de
pouvoir opérer à deux au lieu de trois. En effet,
l'obturateur étant fermé et les deux griffes fixées
aux extrémités d'une bande, on peut verser dans
l'auge l'emplâtre convenablement fondu, puis à
son aise engager la toile entre les parties par lesquelles elle doit passer (fig. 4), c'est-à-dire par-
dessus les tuteurs et en dessous de l'auge; cela
étant fait, un seul des opérateurs suffit pour bien
tendre la toile, puisqu'il ne s'agit plus que de
tirer sur l'une des griffes, l'autre se trouvant
tout naturellement arrêtée sur le côté opposé du
sparadrapier (la figure 4 représente cette position), alors l'autre aide tire l'obturateur de manière à donner une ouverture un peu moins

longue que la largeur de la toile, après quoi
saisissant la seconde griffe il marche à reculons,
tandis que son adversaire suit le même mouvement. Ainsi que nous l'avons déjà exposé plus
haut, on passe et repasse autant de fois qu'on
veut donner de couches, et dès que le sparadrap
paraît suffisamment épais, celui des deux mani-
pulateurs qui se trouve près de l'instrument,
pousse l'obturateur et ensuite il tire la bande
obliquement pour la dégager ; chacun de son
côté l'enlève de dessus sa griffe et l'opération est
achevée.

En suivant exactement cette instruction, le
sparadrap devra être extrêmement lisse à la 4.e
ou 5.e couche, avoir partout une épaisseur parfaitement égale et offrir sur chaque côte un liseret
de toile libre, d'environ deux lignes de largeur.

Il faudra avoir la précaution de placer sous
l'appareil une terrine pleine d'eau, afin de recevoir les portions d'emplâtre qui s'échappent
quelquefois, lorsque manquant d'habitude on
vient à diriger la toile hors de sa route.

Nous avons dit que nous avions abandonné le
bain-marie parce que l'eau, dont la température
ne peut du reste être portée au-delà de 100 degrés,
se refroidissait trop vîte. Ce moyen d'entretenir
partout une égale température, est avantageusement remplacé, par un fer à repasser ou tout

simplement une brique bien chauffée que l'on place par-dessus l'auge après l'avoir remplie ; le métal dont est formée la partie supérieure conduit et répartit le calorique sur tous les points, en sorte que l'opération marche très-bien sans discontinuité. Par ce procédé, je me suis assuré qu'on réussissait encore assez bien, en se servant d'un sparadrapier fait simplement en bois, mais alors il convient que la brique soit un peu plus chaude.

Il ne s'agit plus à présent que de dire de quelle manière on devra construire l'instrument afin que partout, un ouvrier un peu intelligent, parvienne à l'exécuter avec facilité et économie.

Une pièce de bois, longue de 15 à 18 pouces, de 8 à 10 lignes d'épaisseur et large d'environ 3 pouces, formera le manche de l'instrument (*h* fig. 5). Une autre pièce de deux pouces d'épaisseur, haute de 4 pouces, large de 4 à sa partie supérieure et de forme triangulaire (*i* fig. 5) sera fixée à *tenon* et *mortaise* à l'une des extrémités du manche. C'est sur cette pièce ainsi disposée et à laquelle nous donnerons le nom de *Talon*, qu'on ajustera toutes celles dont l'ensemble constituera l'auge du sparadrapier.

Deux feuilles de tole ayant en largeur un peu moins que la hauteur du talon, et dont la longueur sera de 10 pouces, formeront les côtés ;

leur bord supérieur sera replié d'une à deux
lignes , afin d'en augmenter la force, et à la
partie inférieure seront fixées avec des vis ou
tout simplement avec des pointes , deux bandes
de bois (v et x fig. 5 et 6) portant à la face in-
terne chacune une cannelure, dans lesquelles
viendra s'engager l'obturateur lorsque ces deux
pièces seront en place. (*k* fig. 5) représente l'un
des côtés fixé au talon, formant ainsi une coupe
de l'instrument, ce qui en laisse apercevoir l'intérieur. L'autre côté (*l* fig. 6) a été placé tout
près de là dans sa position respective, pour indiquer seulement dans ce sens, la situation et la
largeur de la bande de bois (*).

L'obturateur (*m* fig 7) a été mis en regard
afin de faire mieux juger de son mécanisme. Il
sera formé d'une bandelette de tole forte, large
de 8 lignes et assez épaisse pour ne pas ployer
ni se déformer. Il portera un petit manche
(*n*) à l'une de ses extrémités, l'autre sera
terminée par une languette (*o*) repliée à
angle droit, ayant une largeur égale à celle

(*) On remarquera que ces bandes dépassent de deux
pouces la longueur de l'instrument ; c'est afin de laisser un
soutient à l'obturateur, lorsque la largeur de la toile oblige
à le tirer en totalité.

2

de l'ouverture inférieure de l'auge, dont elle
devra raser très-exactement les bords. Le bi-
seau de ceux-ci, sera ainsi qu'on le remarquera
sur la figure 4, taillé aux dépens de la face in-
terne, et par ce moyen, la face externe formera
avec la toile un angle plus ouvert. Cette disposition concourt puissamment à rendre le sparadrap uni.

On achèvera de fermer l'auge à l'aide d'une
planchette triangulaire (p) de même grandeur
que le talon, mais seulement de quelques lignes
d'épaisseur. Les faces internes de ces deux der-
nières pièces seront revêtues d'une feuille de tole,
afin que tout l'intérieur soit en métal.

Les deux tuteurs destinés à guider la toile et à la
tenir exactement appliquée contre l'instrument,
seront en métal et tellement disposés, qu'on
pourra les placer et les ôter à volonté, afin de
les nettoyer sans peine, s'ils venaient à se salir
par quelques portions d'emplâtre.

Voici de quelle manière ils devront être fixés :
deux morceaux de tole forte, larges de 15 lignes
et ployés comme l'indique la figure 8, seront
assujettis sur les côtés du talon, par le moyen de
4 vis. Ces pièces étant en place offriront des ouvertures analogues à celles des crampons carrés,
mais allongées et allant un peu en diminuant de
droite à gauche ; c'est dans ces ouvertures que

s'engageront les talons des tuteurs (*q* fig. 9) ,
ceux-ci porteront un œillet dans lequel on passera une clavette (*u*) qui achèvera de les retenir
solidement. La position des tuteurs devra être
exactement parallèle à l'ouverture inférieure, ils
s'élèveront à quelques lignes au-dessus de son
niveau et s'en éloigneront en dehors à la même
distance.

Les talons des tuteurs ne devront pas dépasser
dans leur partie antérieure, l'ouverture inférieure de l'auge ; il sera au contraire indispensable
qu'ils soient à deux ou trois lignes plus en arrière;
sans cette condition, la toile mise en place et tendue ne tiendrait pas l'instrument fermé, quand
on viendrait à tirer l'obturateur. Cette position
est suffisamment exprimée dans la figure (2).

Les griffes, ainsi que l'indique la figure (10) ,
seront formées de deux bandes de bois équarries,
dont l'une (*r*) portant un manche demi-circu-
laire, sera garnie de pointes courtes, ayant entre
chacune un intervalle de six lignes ; l'autre (*s*)
qui sera fixée d'un bout à la première par une
charnière, sera percée d'un nombre de trous
égal à celui des pointes et parfaitement en rapport les uns avec les autres ; un anneau carré
fixé librement à la première pièce, viendra par
un mouvement rotatoire embrasser la seconde ,
lorsque le chef de la bande de toile aura été engagé entre les deux.

On pourra, si on le veut, remplacer les pointes et les trous par une languette à dents de scie et une cannelure s'emboitant exactement l'une dans l'autre.

Ainsi que nous l'avons dejà mentionné, deux personnes au lieu de trois suffisent pour exécuter l'opération.

Nous allons indiquer maintenant deux procédés par lesquels une seule personne et sans le secours d'aucun aide, opérera avec plus de facilité et d'exactitude, et dont l'un des deux donnera en outre, l'avantage d'accélérer considérablement le travail.

Le premier consistera à s'établir à un étage supérieur, à attacher en dehors d'une croisée une poulie roulant facilement, à y engager une corde souple, à fixer une des griffes à l'une des extrémités de cette corde et à suspendre à l'autre un poids proportionné à la tention qu'on voudra exercer sur la toile. Le sparadrapier étant placé dans une direction convenable, on exécutera sans peine le mouvement de *va* et *vient* et d'autant plus facilement que la poulie par son immobilité guidera beaucoup mieux l'opérateur qu'un aide dont la marche est toujours plus ou moins' incertaine. La figure (4) donnera une idée de ce mécanisme. Je suis parvenu par ce procédé à faire seul en une demi-henre, 15 bandes de sparadrap de 4 mètres et auxquelles, j'ose le dire, il n'y avait plus à retoucher. On réussirait mal si , voulant opérer à un rez-de-chaussée , on employait une seconde poulie de rappel ; la résistance des frottemens trop considérable m'a fait renoncer à ce moyen.

Le second procédé consiste à couper des bandes de toute la largeur d'une pièce de toile, à en réunir les deux chefs par un surjet et à se procurer deux roues analogues à celles dont on se sert dans les fabriques de toiles peintes pour impressions sur calicots, mais moins larges et montées sur des supports appropriés. (*)

L'une d'elles recouverte en papier de verre ou de toute autre matière rugueuse et portant une manivelle , sera placée au côté droit du sparadrapier où son support sera solidement arrêté. L'autre sera portée aussi loin que l'exigera la longueur de la bande ; on passera celle-ci sur les deux roues comme la corde d'un tour, et on l'engagera en même-temps sous le sparadrapier (voyez la fig. 12).

Tout étant ainsi disposé, et l'auge remplie d'emplâtre fondu , il n'y aura plus qu'à tirer l'obturateur et à mouvoir la manivelle. Il faudra seulement renouveller l'emplâtre à mesure qu'il s'épuisera , ou mieux , donner à l'auge une capacité plus grande.

Ce procédé pourra, ce nous semble , être mis en pratique pour fabriquer en grand toute espèce de sparadrap , et papier à cautère (au moyen de papier en pièce), c'est du moins ce que nous aurions tenté d'exécuter , si notre position ne nous empêchait de nous livrer à cette nouvelle branche d'industrie.

Il nous reste actuellement à dire deux mots sur les applications que par sa disposition ce sparadrapier nous paraîtrait suceptible de recevoir dans les arts.

En modifiant sa grandeur , variant les matériaux employés à sa construction, nous pensons que les fabricants de toiles cirées , de draps imperméables , de papiers peints , etc., pourraient l'utiliser avantageusement.

Il serait également possible qu'on pût l'employer pour vernir les tableaux ; seulement ici le chassis serait peut-être une opposition ou du moins une difficulté à vaincre ; il faudrait d'ailleurs en donnant à l'auge une longueur convenable , garnir sa partie inférieure de liège, de peau douce ou de toute autre substance qui n'exerçât sur la peinture qu'un frottement qui ne pût en rien l'altérer. On pourrait encore , le tableau étant fixé horisontalement, rendre l'instrument mobile; mais alors il conviendrait qu'il fût couvert, afin que par les mouvemens qu'on lui imprimerait, le vernis ne fût pas projeté par-dessus les bords.

Enfin si les arts ne peuvent tirer aucun avantage des procédés que nous indiquons, n'ayant été conduit à les signaler que par le désir d'être utile à la société, nous espérons qu'on nous saura quelque gré de notre intention, et cette seule pensée sera pour nous un motif suffisant de satisfaction.

(*) Comme dans tous les cas il est indispensable que les bandes soient d'un bout à l'autre d'une largeur toujours uniforme, j'indique ici le moyen que j'emploie habituellement : il consiste à étendre la toile le plus carrément possible et à marquer les traits de ciseaux, par des lignes parallèles faites à la corde noire.

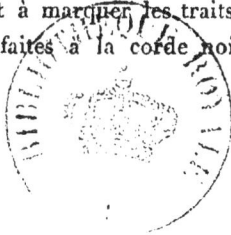

ERRATA.

Page 17 , *ligne* 18 : *lisez* (de 6 lignes) *au lieu de* 8.

Page 18 , *ligne* 2 : *ajoutez* après les bords. La largeur de cette ouverture sera de 3 lignes au plus; si on la rendait plus considérable, la toile , à moins d'être très-serrée, serait traversée.

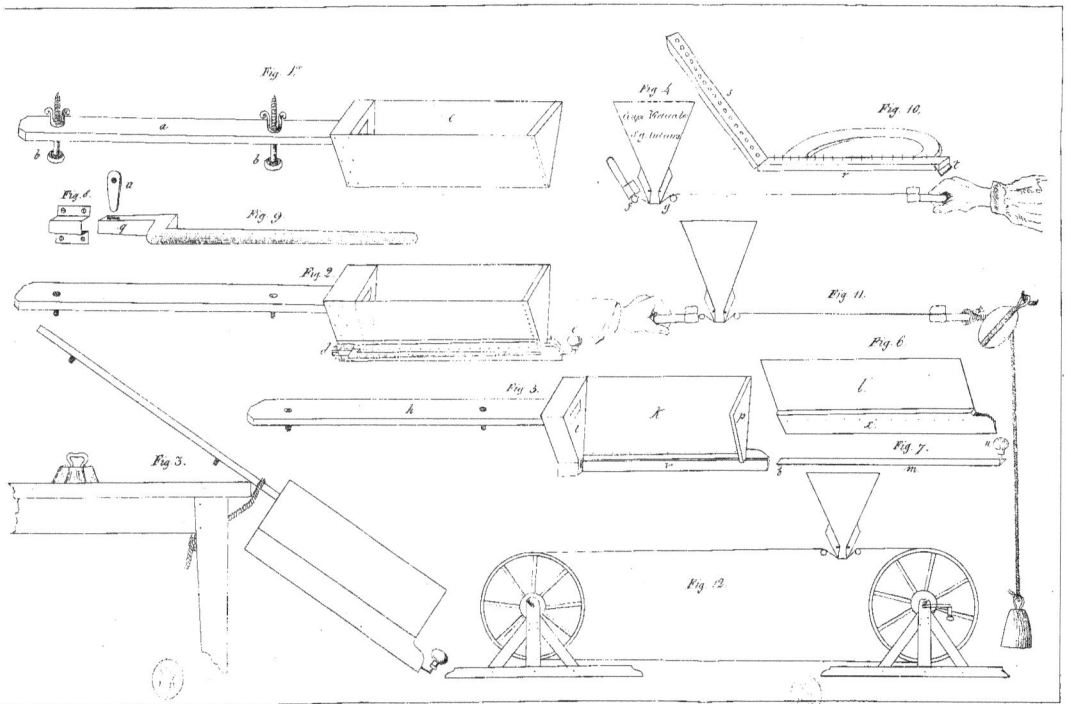

Fig. 1.

Fig. 8.

Fig. 9.

Fig. 2.

Fig. 3.

Fig. 4.

Fig. 10.

Fig. 11.

Fig. 6.

Fig. 7.

Fig. 12.

www.ingramcontent.com/pod-product-compliance
Lightning Source LLC
Chambersburg PA
CBHW070753220326
41520CB00053B/4354